BEI GRIN MACHT SICH IHR WISSEN BEZAHLT

AF145342

- Wir veröffentlichen Ihre Hausarbeit, Bachelor- und Masterarbeit

- Ihr eigenes eBook und Buch - weltweit in allen wichtigen Shops

- Verdienen Sie an jedem Verkauf

Jetzt bei www.GRIN.com hochladen und kostenlos publizieren

G R I N ☺

Hygienemaßnahmen im Krankenhaus bei Patienten mit Methicillin-resistentem Staphylococcus aureus

Claudia Snow
Anna-Charlott Radtke

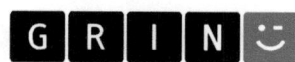

Bibliografische Information der Deutschen Nationalbibliothek:

Die Deutsche Nationalbibliothek verzeichnet diese Publikation in der Deutschen Nationalbibliografie; detaillierte bibliografische Daten sind im Internet über http://dnb.d-nb.de abrufbar.

ISBN: 9783346336699
Dieses Buch ist auch als E-Book erhältlich.

Druck und Bindung: Books on Demand GmbH, Norderstedt Germany
Gedruckt auf säurefreiem Papier aus verantwortungsvollen Quellen

Das vorliegende Werk wurde sorgfältig erarbeitet. Dennoch übernehmen Autoren und Verlag für die Richtigkeit von Angaben, Hinweisen, Links und Ratschlägen sowie eventuelle Druckfehler keine Haftung.

Das Buch bei GRIN: https://www.grin.com/document/978564

Hochschule Neubrandenburg

Fachbereich Gesundheit, Pflege, Management

Studiengang Pflegewissenschaft/Pflegemanagement

Hygienemaßnahmen im Krankenhaus bei Patienten mit Methicillin-resistentem Staphylococcus aureus

Hausarbeit
Qualitätsmanagement

Vorgelegt von: *Claudia Snow*

                      Anna-Charlott Radtke

Tag der Einreichung: *28.02.2020*

Inhaltsverzeichnis

1 Einleitung

Der Einsatz der Barrierepflege und Isolation bei MRSA in der Akutpflege ist in der medizinischen Community eine hochgradig kontroverse Angelegenheit. Fälle von MRSA traten erstmalig 1961 auf. Seit Mitte der 90er Jahre stiegen auch die Zahlen hierzulande. 1999 gab es erste Empfehlungen zu Strategien der Prävention von MRSA in Krankenhäusern. Der MRSA breitete sich weiter aus und stellte eine echte Gefahr dar. Daraufhin hat die KRINKO 2014 neue Empfehlungen herausgegen. Das ist heute 6 Jahre her, somit stellt sich die Frage, ob diese überhaupt noch zeitgemäß sind. In den letzten Jahren sind vermehrt neue Studien zu dieser Thematik veröffentlicht worden, welche bisher noch keinen Einzug in die Empfehlungen erhalten haben. Die Auswirkungen von Barrierepflege und Isolation bei MRSA auf die Betroffenen, die Qualität der medizinischen und pflegerischen Versorgung, als auch die ökonomischen Aspekte, werden von verschiedenen internationalen Wissenschaftlern kritisch betrachtet.

Worauf konzentriert sich diese Arbeit? Zunächst wird ein kurzer Überblick des MRSA gegeben. Danach werden Fragen zur Gesetzeslage geklärt, Begriffe definiert und die KRINKO Empfehlungen werden mit Hilfe einiger Studien kritisch hinterfragt. Diese Arbeit beruht auf einer Debatte und wird somit auf die negativen Aspekte sowie Befürwortung der Barrierepflege und Isolation eingehen.

Hinweis: Kapitel 3 und 6 sowie die dazugehörigen Unterkapitel wurden durch Frau Radtke verfasst. Die Kapitel 4 und 5 mit den dazugehörigen Unterkapiteln verfasste Frau Snow. Einleitung, Methodik und Fazit wurden gemeinsam formuliert.

2 Methodik

Aufgrund der aktuellen und internationalen Thematik fand eine Literaturrecherche im Internet und in Fachdatenbanken statt. Dies geschah von Oktober 2019-Januar 2020, beginnend mit einer Google Recherche hin zu den folgenden Datenbanken: PubMed, Cochrane Library, Springer Link. Ein Zugriff auf CINAHL war nicht möglich. Es wurde hauptsächlich Freihandsuche betrieben und dadurch insgesamt 150 Studien, Berichte und Artikel gefunden. Davon wurden 50 genutzt für diese Arbeit. In den Datenbanken wurde mit folgenden Suchbegriffen, unter Verwendung der Booleschen Operatoren, gearbeitet. Englische Begriffe waren *MRSA, Isolation, contact precaution, hygiene, hospital, nursing, effectiveness, acute care, hand hygiene, prevention*. In deutscher Sprache wurden *Barrierepflege, Isolation, Hygiene, Krankenhaus, Akutpflege, Effektivität, Händehygiene, Prävention* genutzt.

Auf der Webseite des Robert Koch Institutes wurde nach den aktuellen Empfehlungen der KRINKO recherchiert.

3 Was ist MRSA?

MRSA steht für Methicillin resistenter Staphylococcus aureus und er ist der häufigste multiresistente Erreger nosokomialer Infektionen in Europa (Köck et al., 2010). Laut dem Bundesministerium für Gesundheit kommen sie dort vor, wo häufig Antibiotika zum Einsatz kommen und werden in drei Gruppen unterteilt: HA-MRSA (hospital-assoziiert), CA-MRSA (community-assoziiert) und LA-MRSA (livestock-assoziiert) (Bundesministerium für Gesundheit, 2020). Diese Arbeit beschäftigt sich mit dem HA-MRSA. Im Folgenden wird geklärt, woher der Keim kommt, wie er übertragen wird und ab wann und bei wem er gefährlich wird.

Viele Menschen sind Träger von MRSA-Keimen. Einige tragen sie sogar regelmäßig (Euregio MRSA-net, o.D.). Nach der BZgA kommen die Keime vorwiegend auf der Haut bzw. Schleimhaut vor, wie zum Beispiel in der Nase und in dem Rachen. Allein die Besiedlung macht einen Menschen nicht krank. Wenn die Keime allerdings in den Körper eindringen, können sie eine Infektion verursachen. Dadurch sind vor allem Menschen mit offenen Wunden, Kathetern, Atemschläuchen und Ähnlichem gefährdet, da diese ein leichtes Eindringen ermöglichen. Eine Ansteckung ist besonders für Menschen mit schwachem Immunsystem (Säuglinge, Alte und Kranke) gefährlich und kann sogar tödlich verlaufen (BZgA, 2018). Nach Euregio (o.D.) befinden sich diese Menschen vorwiegend im Krankenhaus, wodurch HA-MRSA oft dort festgestellt und übertragen wird. Die Ansteckung erfolgt hauptsächlich von Mensch zu Mensch und besonders über die Hände. Aber auch MRSA-behaftete Gegenstände, wie zum Beispiel

Türklinken, Griffe und Bettwäsche, stellen ein Ansteckungsrisiko dar (Euregio MRSA-net, o.D.). Die Symptome sind sehr unterschiedlich. Es können unter anderem Hautentzündungen, Wundinfektionen (vor allem nach Operationen), oder auch Blutstrominfektionen und Entzündungen der Nasenhöhlen, des Mittelohres oder auch der Lunge entstehen (BZgA, 2018). Um MRSA zu diagnostizieren, soll nach Ruscher (2014) ein Abstrich von mindestens den Nasenhöhlen, dem Rachen und eventuell vorhandenen Wunden genommen werden, da MRSA dort am häufigsten vorkommt. Die darauffolgende Laboruntersuchung klärt, ob ein Patient oder eine Patientin MRSA-positiv ist (Ruscher, 2014, S.710f).

4 Gesetzliche Regelungen der Krankenhaushygiene

In Deutschland gibt es klare Regelungen und Gesetze, die sich auf die Prävention und Behandlung von MRSA beziehen. Im Weiteren wird ein kurzer Überblick geschaffen.

4.1 Infektionsschutzgesetz (IfSG)

Das deutsche Infektionsschutzgesetz von 2001 ist nach Schuler et al. (2019) die grundlegende gesetzliche Struktur auf Bundesebene. Die §§ 6-10 regeln das Meldewesen von übertragbaren Krankheiten. Es beinhaltet ebenfalls Regelungen zur Überwachung von nosokomialen Infektionen, MRE[1] und Antibiotikaverbrauch. Die jeweiligen Verantwortlichkeiten sowie die Rolle der Empfehlungen des RKI[2] und die Vermutungsregelung sind im §23 zu finden. Die einzelnen Bundesländer, mit ihren Krankenhaushygieneverordnungen (MedHygVO), sind verpflichtet sich an die Rechtsvorschriften des IfSG zu halten (Schuler, Lanckohr, Pillukat, Scherf, & Mellmann, 2019).

---

[1] Multiresistente Erreger

[2] Robert Koch-Institut

4.2 Aufgaben des Robert Koch-Institutes und der KRINKO

Nach IfSG § 4, obliegt es dem RKI

> „[…] Konzeptionen zur Vorbeugung übertragbarer Krankheiten
> sowie zur frühzeitigen Erkennung und Verhinderung der Weiter-
> verbreitung von Infektionen zu entwickeln. […] die Entwicklung
> und Durchführung epidemiologischer und laborgestützter Analy-
> sen sowie Forschung zu Ursache, Diagnostik und Prävention
> übertragbarer Krankheiten […].

Zum RKI gehört die KRINKO, gemäß § 23 Abs.1 erstellt diese

> „[…] Empfehlungen zur Prävention nosokomialer Infektionen so-
> wie zu betrieblich-organisatorischen und baulich-funktionellen
> Maßnahmen der Hygiene in Krankenhäusern und anderen me-
> dizinischen Einrichtungen. […] unter Berücksichtigung aktueller
> infektionsepidemiologischer Auswertungen stetig weiterentwi-
> ckelt und vom Robert Koch-Institut veröffentlicht. Die Mitglieder
> der Kommission werden vom Bundesministerium für Gesundheit
> im Benehmen mit den obersten Landesgesundheitsbehörden
> berufen. […]"

Im § 23 Abs. 3 ist außerdem festgelegt, dass die Leitung eines Krankenhauses
Maßnahmen zu ergreifen hat, die dem *aktuellen Stand der Wissenschaft* entspre-
chen, um nosokomiale Infektionen zu verhüten oder zu verhindern. Der *aktuelle
Stand der Wissenschaft* ist durch die Befolgung der KRINKO Empfehlungen ge-
währleistet. Gemäß § 6 wird die Umsetzung solcher Maßnahmen durch die jeweiligen Gesundheitsämter kontrolliert.

4.3 Krankenhaushygieneverordnung in M-V (MedHygVO M-V)

Die Krankenhaushygieneverordnungen der einzelnen Bundesländer richten sich
nach § 23 Abs. 8 des IfSG und den Empfehlungen der KRINKO. Die Kranken-
haushygieneverordnung in Mecklenburg-Vorpommern von 2012 ist nach § 1 Abs.
2 Satz 1 bindend für hiesige Krankenhäuser. In der MedHygVO M-V wird u.a.
geregelt wann Hygienepläne zu aktualisieren sind und aus welchen Mitgliedern
eine hausinterne Hygienekommission zu bestehen hat usw...

Relevant ist in diesem Zusammenhang auch § 5 Abs. 3, demnach müssen Krankenhäuser und Rehakliniken ab 400 Betten die Vollzeitbeschäftigung einer Kran-
kenhaushygienikerin oder eines Krankenhaushygienikers gewährleisten. In

Häusern mit weniger als 400 Betten soll auf eine externe Beratung zurückgegriffen werden und mindestens eine hygienebeauftragte Ärztin oder ein hygienebeauftragter Arzt (mit abgeschlossener Hygienefortbildung von 40h) beschäftigt sein.

Pfeil, Roldan, & Pfeil (2007) gehen davon aus, dass nosokomiale Infektionen mit dem Einsatz von Krankenhaushygieniker*innen reduziert werden. In den 70er Jahren bestätigte dies bereits die SENIC-Studie aus den USA (32% Reduktion der nosokomialen Infektionen) und in Deutschland die NIDEP-2-Studie im Jahr 2000 (Pfeil et al., 2007, p. 42f) . Die Empfehlung der KRINKO wird jedoch in den meisten deutschen Krankenhäusern nicht umgesetzt. Nach Stoliaroff-Pépin et al. (2018), erhob das Statistische Bundesamt 2017, dass Hygieniker in nur 8% aller deutschen Krankenhäuser beschäftigt sind (Statistisches Bundesamt, 2017 zitiert in Stoliaroff-Pépin et al., 2018, p. 482). Es fehlen geschätzt ungefähr 386 Hygieniker (Stoliaroff-Pépin et al., 2018, p. 486).

Es gibt aber auch andere Empfehlungen der KRINKO die einfacher umzusetzen sind, dazu gehören die Barrierepflege und die Isolierung bei MRSA Patienten*innen. Es werden in den folgenden Kapiteln die Begrifflichkeiten erläutert und eruiert warum diese Maßnahmen auf mehreren Ebenen kritisch zu betrachten sind.

5 KRINKO empfohlene Maßnahmen bei MRSA

Auf Grundlage der MedHygVO M-V erstellte das Landesamt für Gesundheit und Soziales in M-V im Jahre 2014 einen *Maßnahmeplan MRSA für Kliniken in M-V (Rohr, 2014)*, in dem die Mindestanforderungen für den Umgang mit MRSA in Krankenhäusern festgelegt sind. Bei der Aufnahme von Patienten*innen wird empfohlen ein Screening auf MRSA bei Risikogruppen[3] durchzuführen, werden

---

[3] Nach Rohr (2014, p. 3) Beispiele von Risikofaktoren zur Besiedlung von MRSA
- Aktuelle oder zurückliegende systemische Gabe von Antibiotika
- Patienten, die (beruflich) direkten Kontakt zu Tieren in der landwirtschaftlichen Tiermast (Schweine) haben
- Dialysepflichtigkeit
- Patienten, die engen Kontakt zu MRSA-Trägern hatten

Risikofaktoren bei der Aufnahme identifiziert, so sind mindestens beide Nasen-vorhöfe und ein weiterer Abstrichort vorzunehmen, bestehende Wunden sind mit einzubeziehen. Des Weiteren wird empfohlen die Risikopatienten*innen in Ein-zelzimmern zu isolieren bis die Ergebnisse der Abstriche vorliegen (Rohr, 2014, p. 1ff).

Die KRINKO empfiehlt immer eine Bündelung von horizontalen[4] und vertikalen Strategien[5] bei MRSA in Kliniken. Die vertikale Strategie besteht hauptsächlich aus der Barrierepflege und Isolierung MRSA positiver Patienten*innen.

5.1 Barrierepflege und Isolation - „state of the art" Maßnahmen oder nicht?

In der KRINKO Empfehlung wird Barrierepflege definiert als

> „[…] (engl. „barrier nursing"): generelles Tragen von persönlicher Schutzausrüstung bzw. zusätzlicher Schutzkleidung bei Patien-tenkontakt (Untersuchungshandschuhe, erregerdichte Schutzkit-tel, Mund-Nasen-Schutz)." (Ruscher, 2014, p. 697)

Barrierepflege umfasst auch den Begriff der Kontakt-Isolierung, diese wird im Maßnahmeplan MRSA für Kliniken in M-V (2014) definiert als

> „[…] Unterbringung des Patienten im Einzelzimmer mit eigener Sanitärzelle, ideal in geschleusten Zimmern, erweiterte Stan-dardhygiene (Händehygiene, persönliche Schutzausrüstung und Distanzierung), Kohortenisolierung ist nach Abwägung der Be-lastungen für die Patienten möglich.[…] (Rohr, 2014, p. 1)

Die Deutsche Gesellschaft für Krankenhaushygiene (2019) positioniert sich zu der von der KRINKO empfohlenen vertikalen Strategie bei MRSA, demnach ist diese eine „state of the art" Maßnahme, da neuste Studien die Effektivität der Intervention innerhalb der europäischen Union belegen. Sie sagen auch, dass die KRINKO eine Bündelung von vertikalen und horizontalen Strategien unter-streicht. Gleichzeitig wehren sie sich gegen die geplante Studie ISO-ADE[6] durch

---

[4] „[...] die Verbesserung der Händedesinfektion, die tägliche Behandlung aller Patienten mit Antiseptika sowie konti-nuierliche Weiterbildungsmaßnahmen zum Umgang mit Antibiotika – auch horizontale Strategie (auf allgemeine Hy-gienemaßnahme ausgerichtete Strategie) genannt." (DGKH, 2019, p. 1)

[5] „[...] die Identifizierung von Personen, die einen bestimmten Erreger tragen und deren anschließende Isolierung – auch vertikale Strategie (auf den jeweiligen Erreger bezogene Strategie) genannt." (DGKH, 2019, p. 1)

[6] Fragestellung und Hypothese der Studie „Der Ersatz der vertikalen Präventionsstrategien (Isolierung) zur Reduktion der Ausbreitung von MRSA und VRE im Krankenhaus durch horizontale Strategien (forcierte Händehygiene-

die Charité, die ab Juli 2020 beginnt, in der die Effekte der Anwendung der horizontalen Strategie unter Ausschluss der vertikalen Strategie überprüft werden. Damit würden die aktuellen Empfehlungen der KRINKO hinterfragt, welches die Glaubwürdigkeit der KRINKO reduzieren könnte (DGKH, 2019).

Nach Gastmeier, Leistner, & Schlosser (2020) gehört die Isolation MRSA positiver Patienten*innen zu den KRINKO Kategorie II Maßnahmen, diese sind jedoch nicht in allen Kliniken realisierbar. Eine Risikoanalyse ist vor Ort jeweils durch einen Arzt durchzuführen. Ob eine Isolation notwendig ist wird somit individuell entschieden, dass bedeutet, wenn nicht isoliert wird, widerspricht dies nicht der Empfehlung der KRINKO. Ob die Isolation eine effektive Präventionsstrategie bei MRSA darstellt, ist bis heute nicht eindeutig erwiesen und dieser Aspekt war der KRINKO schon 2014 bekannt. Im Gegensatz dazu gibt es mittlerweile viele Studien die beweisen, dass vertikale Maßnahmen bei MRSA obsolet sind. Im Jahr 2016 waren die KRINKO Empfehlungen bei MRSA nach der damaligen Studienlage nicht mehr zeitgemäß und hätten ergo eine Aktualisierung nach sich ziehen müssen. Die S3 Leitlinien werden alle 3 Jahre kontrolliert, so könnte das mindestens bei den KRINKO Empfehlungen ebenfalls Standard sein. (Gastmeier et al., 2020, p. 2ff).

Auch im Jahr 2015 ergab eine Cochrane Review durch López-Alcalde et al., dass die Wirksamkeit und der Nutzen von Schutzkleidung (Handschuhe, Schutzkittel, Mundschutz) zur Prävention von MRSA-Übertragung bis dato nicht wissenschaftlich belegt werden konnte. Daher gibt es eigentlich keine Beweise das diese Interventionen eine Übertragung von MRSA reduzieren oder verhindern. Durch z.B. cluster-randomisierte Studien müsse der tatsächliche Nutzen noch ermittelt werden (López-Alcalde et al., 2015). Wenn es keine evidenzbasierten Maßnahmen gibt, warum werden diese durch Experten trotzdem empfohlen?

Andere Wege beim Umgang mit MRSA beschreiben Morgan et al. (2015). Es gibt ca. 30 Krankenhäuser in den USA, die auf vertikale Maßnahmen bei MRSA-Fällen verzichten. Sie fokussieren sich stattdessen auf eine optimierte horizontale

---

Compliance, Patientenpartizipation und Antibiotic Stewardship (ABS)) ist effektiv und vorteilhaft für die betroffenen Patienten." (Charité, 2020, p. 4)

Strategie. Angemerkt sei hier, dass diese Einrichtungen keine Sanktionen von den gesetzlichen Hygienekommissionen erhalten, denn sie sammeln Daten zum MRSA- Aufkommen innerhalb der Klinik und werten diese dann statistisch aus und können belegen das ihre Strategie nicht zu einem erhöhten Aufkommen von MRSA beitragen. Sie haben ihre horizontalen Maßnahmen methodisch in Hygieneplänen festgelegt und können dadurch begründen, warum sie die vorgeschriebenen vertikalen Strategien nicht anwenden müssen. Einige Krankenhäuser haben sogar gemeinsam mit den zuständigen Gesundheitsbehörden Programme erstellt, die es ihnen ermöglichen auf Barrierepflege und Isolation bei MRSA zu verzichten. Das war ein fundamentaler Schritt für diese Einrichtungen. Eine ganz besonders wichtige Rolle spielt die ständige Fortbildung der Mitarbeiter im Umgang mit MRSA (Morgan et al., 2015, p. 1169).

In ihrer Metaanalyse und systematischen Literaturarbeit fanden Marra, Edmond, Schweizer, Ryan, & Diekema (2017) heraus, dass es keine erhöhten Infektionsraten von MRSA nach dem Absetzten von Barrierepflege/Isolation gab. Es wurden dazu 14 Studien ausgewertet die alle in der Akutpflege/Krankenhaus stattfanden. Marra et al. sprechen davon, dass eine horizontale Hygienestrategie ausreichen würde bei endemischem Auftreten von MRSA. Zu den horizontalen Hygienestrategien der einzelnen Studien gehörten u.a. verbesserte Hände- und Flächenhygiene, Verzicht auf langärmelige Kleidung beim Personal und Chlorhexidinwaschungen der Patienten*innen. Die Ansätze der horizontalen Strategien waren sehr unterschiedlich und oft gebündelt, daher kann keine konkrete Empfehlung gegeben werden, welche horizontalen Maßnahmen der Prävention von MRSA- Infektionen dienen (Marra et al., 2017).

Sind vertikale Hygienestrategien bei MRSA demzufolge nutzlos? Barrierepflege und Isolation haben sicherlich eine Berechtigung, aber der routinierte Einsatz bei MRSA sollte hinterfragt werden. Nach Morgan, Wenzel, & Bearman (2017) ist es sinnvoller vertikale Strategien nur dann einzusetzen, wenn z.B. infektiöse Diarrhoe oder nässende Wunden vorhanden sind, da hier eine tatsächliche Kontamination mit MRE wahrscheinlicher ist. Die Umsetzung evidenzbasierter Infektionskontrollen und Präventionsstrategien, die eine Risikoreduktion aller Erreger einbeziehen, wie z.B. durch verbesserte Händehygiene des medizinischen

Personals, wäre ein effizienterer Ansatz als die jetzigen gesetzlichen Vorgaben durch Hygienekommissionen in den USA (Morgan et al., 2017, p.330). Die Empfehlungen des CDC[7] (US-Bundesbehörde beim amerikanischen Gesundheitsministerium), ähneln die der deutschen KRINKO, auch sie beinhalten Barrierepflege und Isolation bei MRSA.

Ein weiterer Schwerpunkt zur Reduktion von MRSA Übertragungen kann die intensive Patientenedukation darstellen. Nach Bartolomeoli, Brenner, & Kobleder (2018) fördert eine intensive Patientenedukation, u.a. durch speziell geschultes Personal oder Infektionsteams, die Adhärenz der Betroffenen. Eine gesteigerte Adhärenz dient der effektiven Prävention und Dekolonisierung bei MRSA. Fokus sind hier Informationsweitergabe und besonders die Anwendung und Durchführung der Händehygiene (Bartolomeoli et al., 2018, p. 3ff).

5.2 Negative Aspekte der vertikalen Hygienestrategien

Nach Abad, Fearday, & Safdar (2010) gibt es mehrere negative Auswirkungen auf verschiedenen Ebenen sowohl bei den Betroffenen als auch beim medizinischen Personal. In ihrer systematischen Übersichtsarbeit über die Auswirkungen vertikaler Strategien ist erkenntlich, dass sich diese Interventionen negativ auf das Wohlbefinden der Betroffenen auswirken können. Ein höheres Aufkommen von depressiven Symptomen vermischt mit Angst und Einsamkeit tritt in Erscheinung. In einigen Studien wurde auch erörtert, dass die Betroffenen gefühlt weniger Aufmerksamkeit vom Personal erhalten bedingt durch vertikalen Strategien (Abad et al., 2010, p. 97ff).

Dass die Betroffenen tatsächlich weniger Aufmerksamkeit erhalten ist nicht nur ein ‚Gefühl'. Die Patientensicherheit und die Pflegequalität nehmen unter der vertikalen Strategie ab. In einer älteren Studie von Stelfox, Bates, & Redelmeier (2003) wird die Qualität der medizinischen Versorgung bei MRSA- Fällen, die zur Infektionskontrolle isoliert wurden, untersucht. Das Risiko von Stürzen, Dekubiti sowie Flüssigkeits- und Elektrolytstörungen ist bei isolierten Fällen 8x höher als

---

[7] Center for Disease Control Empfehlungen bei MRSA kolonisierten und infizierten Patienten*innen
https://www.cdc.gov/mrsa/healthcare/inpatient.html

bei nicht isolierten Kontrollgruppen, die Mortalität beider Gruppen ist dennoch nicht signifikant verschieden. Die Patientendokumentation wurde bei den isolierten Betroffenen teilweise unvollständig ausgeführt im Vergleich zu den Kontrollgruppen. So wurden ärztlich verordnete Vitalwertmessungen bei isolierten Patienten*innen fast doppelt so häufig nicht dokumentiert als in der Kontrollgruppe und auch Pflege-/Arztberichte fehlten häufiger. Bezüglich der Edukation und Beratung zur Grunderkrankung als auch die Vergabe von Nachsorgeterminen zeichneten sich bei den isolierten Fällen, gegenüber der Kontrollgruppe, signifikante Defizite ab. Im Allgemeinen war die Beschwerdefreudigkeit/Unzufriedenheit in den isolierten Gruppen höher und ferner war die Dauer der Krankenhausaufenthalte länger (Stelfox et al., 2003, p. 1899ff).

Auch die Kontakt- und Pflegezeit der isolierten MRSA Patienten*innen wird negativ durch Barrierepflege und Isolation beeinflusst. Evans et al. (2003) untersuchten über 5 Wochen hinweg jeweils 2 Stunden am Tag, bei isolierten vs. nichtisolierten Patientengruppen auf einer chirurgischen Intensivstation, in welchem Umfang die Barrierepflege/Isolation einen Effekt hat auf die Kontakte und Pflegezeit zwischen dem medizinischen Personal und den Patienten*innen. Die Ergebnisse zeigten, dass die isolierte Gruppe fast halb so wenig Kontakt mit medizinischem Personal hatte als die nichtisolierte Gruppe, auch die eigentliche Pflegezeit war signifikant geringer bei den isolierten Patienten*innen, hier besonders bei den Schwerstkranken die theoretisch mehr Zeit und Kontakt durch medizinisches Personal benötigen (Evans et al., 2003). Durch Karki, Leder, & Cheng (2013) wurde auch ermittelt, dass Medikationsfehler[8] häufiger bei isolierten Patienten*innen auftreten (Karki et al., 2013, p. 1119) . Hiernach könnte man schlussfolgern, dass die Empfehlungen der KRINKO möglicherweise eine reduzierte Pflege- und Versorgungsqualität bei MRSA- Betroffenen nach sich ziehen.

---

[8] Medikationsfehler nach Karki (2013) Fehler bei der Verabreichung des Arzneimittels, Dosis, Weg, Häufigkeit, Versäumnis, intravenöse Leitungsfehler, fehlende Dokumentation der Arzneimittelverabreichung usw... (Karki et al., 2013, p. 1119)

In den Jahren 2013-2015 wurde durch Martin et al. (2018), in einem akademischen Krankenhaus der UCLA, dass Aufkommen von Komplikationen bei vertikalen vs. Horizontalen Strategien verglichen. Bei der Anwendung horizontaler Strategien traten weniger Blutungen und Hämatome, Dekubiti und chirurgische Wundinfektionen auf als bei Anwendung vertikaler Strategien (E. M. Martin et al., 2018, p. 791).

Die negativen Aspekte sind noch weitreichender, wenn man die ökonomischen Auswirkungen der vertikalen Strategie im Krankenhaus untersucht. Dies könnte besonders für Krankenhäuser relevant sein, die wirtschaftlich arbeiten und gleichzeitig das Aufkommen von Abfall reduzieren möchten. Eine Studie von der Universitätsklinik Greifswald durch Hübner, Hübner, Hopert, Maletzki, & Flessa (2014) ergab, dass ein MRSA-Fall das Krankenhaus zusätzlich mit gesteigerten Opportunitätskosten (blockierte Betten durch Isolation in Mehrbettzimmern) belastet. Insgesamt entstehen pro MRSA-Fall Kosten im Umfang von 8,673.04 Euro, davon sind allein 6,717.44 Euro Opportunitätskosten.

Martin et al. (2016) kalkulierten die Einsparungen, die einem Krankenhaus durch das Absetzen vertikaler Strategien bei MRSA entstehen. Grundlage dafür war die Durchführung einer quasi- experimentellen Studie an zwei großen akademischen Krankenhäusern. So wurden insgesamt 45,277 Stunden über das gesamte Jahr gespart, die das Personal normalerweise zum An- und Auskleiden von Schutzkleidung aufwenden muss. Es wurden 643,776 $ an Materialkosten mit der Umsetzung von horizontaler Strategien eingespart (E. M. Martin et al., 2016).

Die Studie war sehr komplex und relevant, daher wird an dieser Stelle empfohlen, dass sich interessierte Leser*innen außerhalb dieser Arbeit einen Einblick verschaffen.

Im nächsten Abschnitt wird argumentiert, warum die KRINKO Empfehlungen immer noch aktuell sind und weshalb Barrierepflege wichtig ist.

6 Befürwortung der KRINKO Empfehlungen

Im Folgenden wird die Barrierepflege und ihr erfolgreicher Einsatz beleuchtet. Es wird auf die positive Wirkung von Einzelzimmern (Isolation) und der Schutzkleidung eingegangen und außerdem ihr negatives Ausmaß widerlegt. Zudem wird kurz auf die Hygienefachärzte und -fachärztinnen, entstehende Kosten und Probleme in deutschen Krankenhäusern eingegangen. In diesem Zuge wird auch auf das System in den Niederlanden als Vorbild beschrieben.

Die Richtlinien sind immer noch aktuell. Das RKI entwickelt die Empfehlungen gemäß des § 23 Absatz 1 des Infektionsschutzgesetzes stets auf Grundlage des neuesten wissenschaftlichen Standes weiter. Da Studien noch keine eindeutigen Ergebnisse und handfeste Beweise lieferten, beziehungsweise es sowohl Studien für und wider der Anpassung der Regelungen gibt, sollte vorerst keine Änderung stattfinden.

6.1 Erfolgreicher Einsatz von Barrierepflege

Nach dem RKI sank der Anteil der MRSA-Fälle von 2010 bis 2018 um 10,5%, womit eindeutig rückläufige Tendenzen zu verzeichnen sind (RKI, 2019). Nach Maragakis und Jernigan ist außerdem der Nutzen der Barrierepflege im Paket vielfach untersucht. Sie ist Teil einer Interventionskombination zu einer Infektionsprävention und wird sowohl in den Niederlanden, als auch in England und den USA eingesetzt, welche bereits große Erfolge im Kampf gegen MRSA verzeichneten(Maragakis & Jernigan, 2019).

In den USA sank die MRSA-Rate sehr stark in den letzten zehn Jahren und dort nutzen in der Zeit 81% der Krankenhäuser Barrierepflege, sogenannte "Contact Precautions" (CDC, 2014). In England kam es nach Duerden et al. (2015) zu einem Rückgang von 80%, nachdem Maßnahmen zur Übertragungsverringerung eingesetzt wurden, wozu auch die Contact Precautions gehörten (Duerden, Fry, Johnson, & Wilcox, 2015).

Die Niederlande ist aufgrund der fast vollständigen Eliminierung Vorreiter im Kampf gegen MRSA. Die Barrierepflege ist ebenfalls Teil der dort angewandten

Search-and-Destroy-Strategie (Maragakis und Jernigan, 2019). Speziell der alleinige Nutzen der Barrierepflege ist nach Korczak und Schöffmann (2010) nicht eindeutig nachweisbar, da die Intervention mit anderen gebündelt ist, um eine größere positive Wirkung zu erzielen (Korczak & Schöffmann, 2010, p. 18ff). Somit können Studien nur Kombinationen von Interventionen untersuchen und keine einzelnen (Ruscher, 2014, p. 712). Dies ist auch der KRINKO bewusst. Das heißt, Barrierepflege könnte einen kleinen oder auch einen großen Anteil des Erfolges ausmachen. Nach Auswertung des KISS-Daten von 2007-2012 treffen auch Meyer et al. (2014) die Aussage, dass die Ursache für den Rückgang des MRSA-Infektionen unklar ist. Also einfach durch die Biologie des Erregers oder durch unser menschliches Eingreifen (Meyer, Schröder, Gastmeier, & Geffers, 2014). Aber zum Beispiel Jain et al. (2011) konnten in einer der größten Studien (ca. 1,4 Mio. Teilnehmer) einen signifikanten Rückgang der MRSA-Infektionen nach Einführung eines Programmes aus Contact Precautions, verbesserter Händehygiene, Schulungen und Hygienepersonal feststellen (Jain et al., 2011). Also einem Paket von Interventionen durch Menschen.

Maragakis und Jernigan (2019) trafen die Aussage, dass die Untersuchungen natürlich Bedingungen unterliegen, denn es laufen viele Maßnahmen gleichzeitig und es ist sowohl eine lange Beobachtungszeit, als auch eine große Stichprobengröße nötig, um eindeutige Ergebnisse zu liefern (Maragakis & Jernigan, 2019).

Solange keine Studie mit eindeutigen Ergebnissen vorliegt, wie groß der Einfluss des einzelnen Interventionen ist, wäre es absolut unverantwortlich die Barrierepflege bei MRSA zu vernachlässigen.

Es darf nicht vergessen werden, dass eine Ansteckung die Mortalität der gefährdeten Patienten*innen erhöht (Siddiqui & Koirala, 2020). So heißt es auch in den Empfehlungen zur Prävention und Kontrolle von MRSA des KRINKO (Ruscher, 2014, S.714) Eine fahrlässige Behandlung der Personen, die nur als Träger des Keimes gelten, wäre egoistisch und unverantwortlich, da sie immer noch eine Gefahr für gefährdete Patienten*innen darstellen, da diese sich anstecken könnten.

Im folgenden Abschnitt wird auf die vorhergehende Aussage, dass Isolation und die Nut-zung von Schutzkleidung psychische Probleme (wie Depressionen und Angststörungen) verursachen eingegangen und widerlegt.

Day et al. (2011) konnten nach ihrer Studie keinen Zusammenhang zwischen Kontaktvorkehrungen und Depressionen oder Angstzuständen in der Intensiv-pflege feststellen (H. R. Day et al., 2011). Ebenfalls trafen sie nach Durchführung einer weiteren Studie die Aussage, dass die Anwendung von Kontaktvorkehrun-gen nicht durch den Glauben eingeschränkt werden sollte, dass Kontaktvorkeh-rungen mehr Depressionen oder Angstzustände hervor-rufen (Hannah R. Day et al., 2013). Zudem fanden Livorsi et al. (2015) heraus, dass selbst die Patienten-zufriedenheit von isolierten Patienten*innen sich nicht von der der nicht-isolierten Patienten*innen unterscheidet (Livorsi, Kundu, Batteiger, & Kressel, 2015). Die Studien, in denen ein negativer Zusammenhang ermittelt wurde, berücksichtigten kaum die eventuell bereits vor dem Kranken-hausaufenthalt vorhandenen psy-chischen Erkrankungen und deren Schwere (Maragakis und Jernigan, 2019). Gasink et al. (2008) stellten nach einer Umfrage fest, dass viele Patienten*innen nicht genug über die Isolation informiert werden. Das heißt, wenn dem Patienten bzw. der Patientin und den Angehörigen die Gründe für die isolierenden Maß-nahmen im Vorfeld in Ruhe beigebracht werden, würde das sogar oft positiv auf-genommen wer-den. Der entstehende Mehraufwand vermittelt dem Patienten bzw. der Patientin zudem eine verbesserte Versorgung (Gasink et al., 2008). Nach Straube (2006) wird bei einer Isolierung dieser Mehraufwand sogar bis zu zwei Stunden täglich in den DRG's berechnet (Straube, 2006). Ein weiterer posi-tiver Fakt ist, dass der Stress, der bei einigen Personen durch ein Mehrbettzim-mer entsteht, entfällt (Hartmann, 2006). Der positive Effekt von Einzelzimmern ist in mehreren Studien belegt. Zum Beispiel stellten Teltsch et al. (2011) eine Ver-ringerung der MRSA-Rate um 47% im Einzel- statt im Mehrbettzimmer fest (Teltsch et al., 2011). Oder Cheng et al. (2010), welche in einer Studie aufführen, dass die Einführung von Einzelzimmern auf Intensivstationen die MRSA-Infekti-onen innerhalb von sieben Jahren von 3,54 auf 1,02 pro 1000 Patienten*innen reduzierte (Cheng et al., 2010). Auch Bracco et al. (2007) konnten eine Reduktion durch Einzelzimmer auf einer Intensivstation nach 2,5 Jahren Beobachtung ausmachen. Nämlich um 54% (Bracco, Dubois, Bouali, & Eggimann, 2007). Auch der positive Effekt durch das Tragen von Schutzkitteln, welches auch zu den Contact Precautions zählt, ist in Studien belegt (Ruscher, 2014, S.714). Letztendlich ist ein Einzelzimmer also sicherer und reduziert die nosokomiale MRSA-Rate. Was allerdings noch zur Diskussion steht, ist die Isolierung von Risikopatienten*innen bevor ein eindeutiges Screeningergebnis vorliegt (Ruscher, 2014, S. 713).

6.2 Situation in Deutschland und Niederlande

Im weiteren Verlauf wird auf die Situation in deutschen Krankenhäusern und auf den Vor-reiter Niederlande eingegangen.

Über diese Isolierung könnte ein*e Hygienefacharzt/-ärztin entscheiden, wovon nach vor-heriger Aussage momentan eindeutig zu wenige eingestellt sind. Bei der Betonung der geringen Anzahl eingestellter Hygienefachärzte und -ärztinnen, muss gleichzeitig der Facharztemangel, vor allem auf dem Gebiet Hygiene, in Deutschland und die entstehenden Kosten deutlich unterstrichen werden (W. Martin, 2018). Wer soll die Stellen belegen? Findet sich doch jemand, entscheidet dieser/diese eingestellte Hygienefacharzt bzw. Hygienefachärztin individuell, ob Barrierepflege bei dem bzw. der Patient*in nötig ist (Rüden & Gastmeier, 2004). Das heißt, es muss sowohl der Arzt bzw. die Ärztin und zusätzlich die Barrierepflege bezahlt werden, denn sie wird ja trotzdem weiterhin benötigt. Das wieder-rum heißt, dass wenn sich viele Risikopatienten im Krankenhaus befinden, die Kosten für Barrierepflege kaum verringern und die Kosten für das zusätzliche Personal noch obendrauf gedeckt werden müssen. Nach Herrmann (2018) reichen zudem weitere Anstellungen allein noch nicht aus, um eine sichere Verbesserung zu erzielen, da es an Zeit, Hygiene- und Reinigungspersonal und Mikrobiologischen Laboren mangelt, um eine schnelle Unterbindung der Verbreitung der Keime zu ermöglichen (Herrmann, 2018). In den Punkten sollte sich die Niederlande zum Vorbild gemacht werden. Donner (2017) betont, dass dort ist fast jedes Krankenhaus mit einem eigenen mikrobiologischen Labor ausgestattet, sowie mit mehreren Mikrobiologen und Mikrobiologinnen, einem speziellen Hygienepersonal und mehr Reinigungskräften (Donner, 2017). Auch der

Personalschlüssel der Pflegekräfte ist großzügiger, was einen positiven Einfluss auf die Zeit und auch auf die Hygiene der Pflegekräfte hat (Ärzteblatt, 2017). Die MRSA-Rate in den Niederlanden liegt bei circa einem Prozent. In Deutschland dagegen bei circa zwanzig Prozent (Herrmann, 2018). Herrmann (2018) sagt aus, dass das zum einen daran liegt, dass die Niederländer*innen bereits in den 80er Jahren mit der Bekämpfung von MRSA begannen und sich auch noch heute strikt an die Richtlinien halten, die reduzierte Verwendung von Antibiotika und zum anderen, an ihrer strengen search-and-destroy-Strategie (Herrmann, 2018).

Nach Jukema und Kluytmans (2007) werden dabei von MRSA-verdächtigen Patienten*innen bereits bei der Aufnahme drei Abstriche genommen und im hauseigenen Labor untersucht. Meist werden diese Abstriche von Nase, Rachen und Rektal entnommen. Bis das Ergebnis vorliegt, bleibt der Patient bzw. die Patientin isoliert (Jukema & Kluytmans, 2007). Da sich das Untersuchungslabor im Haus befindet, braucht es nur eine kurze Wartezeit, bis das Ergebnis vorliegt (Donner, 2017). Die Isolierung hat den Vorteil, dass die Keime in der Wartezeit nicht auf andere Menschen oder Gegenstände übertragen werden. Auch die Personen, die bis dahin Kontakt mit der Risikoperson hatten, werden nach Panknin (2010) sofort gescreent (Panknin, 2010). Ist ein*e Patient*in positiv auf MRSA getestet worden, wird mit der Dekontaminierungs-behandlung zur Beseitigung des Keimes fortgefahren. Den ganzen Prozess über bleibt der/die Patient*in isoliert (Panknin, 2010). Die bedeutenden Nachteile dieser Strategie sind, dass die medizinische Behandlung (wie Operationen) aufgeschoben werden, bis der Keim vernichtet wurde und auch die Kosten für den Krankenhausaufenthalt steigen deutlich (Panknin, 2010). Diese Vorgehensweise ist ethisch natürlich kritisch zu betrachten und trifft deswegen auch auf viele Gegner (Panknin, 2010). Trotzdem ist dieses Verfahren sehr erfolgreich. In Deutschland fehlen diese Voraussetzungen für ein schneller Erkennen und Zerstören des Keimes. In dem Artikel von Donner (2017) heißt es, dass es sich bei MRSA nur um Richtlinien und nicht um ein Gesetz handelt und dadurch manche Kliniken überhaupt kein Screening durchführen. Zudem müssen die Proben teilweise in andere Städte geschickt werden, um sie in einem Labor zu analysieren, da die Krankenhäuser nicht über ein mikrobiologisches Labor verfügen (Donner 2017). Somit kann es mehrere

Tage dauern, bis ein Ergebnis vorliegt. In dieser Zeit kann sich der Keim unge-stört ausbreiten. Der Stress und Zeitmangel in deutschen Krankenhäusern hat eine negative Wirkung auf die Hygiene des Personals, was wiederrum die Keim-verbreitung begünstigt (Ärzteblatt, 2017). Also sollte doch wenigstens die Isolie-rung des Patienten bzw. der Patientin zur Eindämmung beibehalten werden. Auch die bereits erwähnte Universalhygiene zur Reduzierung der Keimverbrei-tung ist nicht immer sichergestellt. Nach Kampf et al. (2009) führt nicht einmal das geschulte Pflegepersonal die Händehygiene immer vorschriftsgemäß durch (Kampf, Löffler, & Gastmeier, 2009). Da ist es bei dem Patienten bzw. der Pati-entin noch weniger zu erwarten und zu kontrollieren. Es ist keinesfalls sicher ge-nug, sich auf die infizierte Person zu verlassen. Dass immer gewissenhaft ge-handelt wird, sobald das Zimmer verlassen wird, ist zweifel-haft. Dafür ist die Compliance zu gering (Kampf et al., 2009). Um diese zu verbessern und somit die nosokomialen Infektionen zu reduzieren, wären spezielle Kampagnen und Pro-gramme zum Thema "Handhygiene" wichtig (Kampf et al., 2009; Pittet et al., 2000).

Barrierepflege ist schlussfolgernd sicherer.

7 Fazit

Der Einsatz von vertikalen Maßnahmen bei MRSA wird in der medizinischen Community kontrovers diskutiert. Es ist zu erkennen, dass es Befürworter und Gegner gibt. Somit sollte sich der Leser oder die Leserin auf Grundlage der Argumente selbst positionieren. Aus dieser Arbeit geht eindeutig hervor, dass die Empfehlungen der KRINKO aktualisiert und überarbeitet werden sollten, aufgrund der neusten Erkenntnisse. Mit der Initiierung der ISO-ADE Studie im Juli diesen Jahres erhofft man sich genauere Ergebnisse, die dann eventuell die KRINKO zu einer Änderung ihrer Empfehlungen motivieren könnten. Es ist ohne Zweifel, dass vertikale Strategien enormen Einfluss auf die psychische Ebene der Betroffenen und auf die Pflege- und Versorgungsqualität durch das Personal haben. Die ökonomischen Aspekte spielen eine nicht geringe Rolle für die Krankenhäuser und damit letztendlich auch für das gesamte Gesundheitssystem.

Die Vorteile durch den Einsatz einer horizontalen Strategie zur Prävention von MRSA-Übertragungen in der Akutpflege, in endemischen Situationen, überwiegen die der vertikalen Strategie. Es sollte dementsprechend der Fokus auf den horizontalen Strategien liegen und weiter erforscht werden, welche Elemente hiervon wirklich der Prävention dienen.

8 Quellenverzeichnis

Abad, C., Fearday, A., & Safdar, N. (2010). Adverse effects of isolation in hospitalised patients: a systematic review. *J Hosp Infect, 76*(2), 97-102. doi:10.1016/j.jhin.2010.04.027

Ärzteblatt. (2017). Personalschlüssel in der Pflege: Andere Länder machen es vor. Retrieved from https://www.aerzteblatt.de/nachrichten/73008/Personalschluessel-in-der-Pflege-Andere-Laender-machen-es-vor Zugriff am 28.12.2019

Bartolomeoli, T., Brenner, A., & Kobleder, A. (2018). Patientenedukation bei MRSA-Betroffenen: Relevante Inhalte und Auswirkungen auf die Adhärenzförderung bei der Dekolonisation – Ein integrativer Review. *Klinische Pflegeforschung, 4*, 42-57. doi:10.6094/KlinPfleg.4.42

Bracco, D., Dubois, M.-J., Bouali, R., & Eggimann, P. (2007). Single rooms may help to prevent nosocomial bloodstream infection and cross-transmission of methicillin-resistant Staphylococcus aureus in intensive care units. *Intensive care medicine, 33*(5), 836–840. doi:10.1007/s00134-007-0559-5

Bundesministerium für Gesundheit. (2020). Infektionskrankheiten: MRSA. Retrieved from https://www.bundesgesundheitsministerium.de/themen/praeventio n/gesundheitsgefahren/infektionskrankheiten/mrsa.html Zugriff am 02.02.2020

BZgA. (2018). MRSA: Informationen über Krankheitserreger beim Menschen – Hygiene schützt! Retrieved from https://www.infektionsschutz.de/erregersteckbriefe/mrsa/ Zugriff am 02.02.2020

CDC. (2014). U.S. Centers for Disease Control and Prevention Active Bacterial Core surveillance (ABCs) Report: Emerging Infections Program Network, Methicillin-Resistant Staphylcoccus aureus,. Retrieved from https://www.cdc.gov/abcs/reports-findings/survreports/mrsa14.html Zugriff am 03.02.2020

Charité. (2020). Studienprotokoll ISO - ADE. Retrieved from https://hygiene.charite.de/fileadmin/user_upload/microsites/m_cc0 5/hygiene/PDFs/Protokoll-ISO-ADE-24-01-2020-version_1.2.pdf Zugriff am 02.02.2020

Cheng, V. C. C., Tai, J. W. M., Chan, W. M., Lau, E. H. Y., Chan, J. F. W., To, K. K. W., . . . Yuen, K. Y. (2010). Sequential introduction of single room isolation and hand hygiene campaign in the control of methicillin-resistant Staphylococcus aureus in intensive care unit. *BMC infectious diseases, 10*, 263. doi:10.1186/1471-2334-10-263

Day, H. R., Perencevich, E. N., Harris, A. D., Gruber-Baldini, A. L., Himelhoch, S. S., Brown, C. H., & Morgan, D. J. (2013). Depression, anxiety, and moods of hospitalized patients under contact precautions. *Infection control and hospital epidemiology, 34*(3), 251–258. doi:10.1086/669526

Day, H. R., Perencevich, E. N., Harris, A. D., Himelhoch, S. S., Brown, C. H., Gruber-Baldini, A. L., . . . Morgan, D. J. (2011). Do contact precautions cause depression? A two-year study at a tertiary care medical centre. *The Journal of hospital infection, 79*(2), 103–107. doi:10.1016/j.jhin.2011.03.026

DGKH. (2019). Stellungnahme der Deutschen Gesellschaft für Krankenhaushygiene (DGKH) zur Studie ISO ADE (Horizontale vs. Vertikale Präventions-Strategien). Retrieved from https://www.krankenhaushygiene.de/ccUpload/upload/files/2019_1 2_12_Stellungnahme__DGKH_Zur-Studie-ISO-ADE.pdf Zugriff am 12.01.2020

Donner, S. (2017). Wieso niederländische Kliniken sicherer sind als deutsche. *Spiegel Wissen(6)*. Retrieved from https://www.spiegel.de/spiegelwissen/krankenhaus-keime-in-den-niederlanden-sind-patienten-sicherer-a-1184260.html Zugriff am 21.02.2020

Duerden, B., Fry, C., Johnson, A. P., & Wilcox, M. H. (2015). The Control of Methicillin-Resistant Staphylococcus aureus Blood Stream Infections in England. *Open forum infectious diseases, 2*(2), ofv035. doi:10.1093/ofid/ofv035

Euregio MRSA-net. (o.D.). MRSA Allgemein. Retrieved from https://mrsa-net.nl/de/oeffentlichkeit/mrsa-allgemein Zugriff am 18.01.2020

Evans, H. L., Shaffer, M. M., Hughes, M. G., Smith, R. L., Chong, T. W., Raymond, D. P., . . . Sawyer, R. G. (2003). Contact isolation in surgical patients: a barrier to care? *Surgery, 134*(2), 180-188. doi:10.1067/msy.2003.222

Gasink, L. B., Singer, K., Fishman, N. O., Holmes, W. C., Weiner, M. G., Bilker, W. B., & Lautenbach, E. (2008). Contact isolation for infection control in hospitalized patients: is patient satisfaction affected? *Infection control and hospital epidemiology, 29*(3), 275–278. doi:10.1086/527508

Gastmeier, P., Leistner, R., & Schlosser, B. (2020). Zur Stellungnahme der Deutschen Krankenhaushygiene (DGKH) zur Studie ISO- ADE. Retrieved from https://hygiene.charite.de/fileadmin/user_upload/microsites/m_cc0 5/hygiene/PDFs/ISO-ADE_stellungnahme_eigene_01_2019.pdf Zugriff am 21.02.2020

Hartmann, C. (2006). Wie erleben Patienten die Isolierung wegen einer Infektion oder Kolonisierung mit MRSA? [How do patients experience isolation due to an infection or colonisation with MRSA?]. *Pflege Zeitschrift, 59*(10), 2-8. Retrieved from https://www.ncbi.nlm.nih.gov/pubmed/17069418 Zugriff am 03.02.2020

Herrmann, J. (2018). Kran-ken-haus-hy-giene in der deut-sch-nieder-län-di-schen Grenz-re-gion. Retrieved from https://www.tk.de/presse/themen/medizinische-versorgung/krankenhausversorgung/krankenhaushygiene-joerg-herrmann-2048494

Hübner, C., Hübner, N. O., Hopert, K., Maletzki, S., & Flessa, S. (2014). Analysis of MRSA-attributed costs of hospitalized patients in Germany. *European Journal of Clinical Microbiology & Infectious Diseases, 33*(10), 1817-1822. doi:10.1007/s10096-014-2131-x

Jain, R., Kralovic, S. M., Evans, M. E., Ambrose, M., Simbartl, L. A., Obrosky, D. S., . . . Roselle, G. A. (2011). Veterans Affairs initiative to prevent methicillin-resistant Staphylococcus aureus infections. *The New England journal of medicine, 364*(15), 1419–1430. doi:10.1056/NEJMoa1007474

Jukema, G. N., & Kluytmans, J. (2007). MRSA Infektionen: Reaktionen anderer Länder. *Trauma und Berufskrankheit, 9*(S3), S278-S280. doi:10.1007/s10039-007-1309-1

Kampf, G., Löffler, H., & Gastmeier, P. (2009). Hand hygiene for the prevention of nosocomial infections. *Deutsches Ärzteblatt International, 106*(40), 649–655. doi:10.3238/arztebl.2009.0649

Karki, S., Leder, K., & Cheng, A. C. (2013). Patients under Contact Precautions Have an Increased Risk of Injuries and Medication Errors: A Retrospective Cohort Study. *Infection Control & Hospital Epidemiology, 34*(10), 1118-1120. doi:10.1086/673152

Köck, R., Becker, K., Cookson, B., van Gemert-Pijnen, J. E., Harbarth, S., Kluytmans, J., . . . Friedrich, A. W. (2010). Methicillin-resistant Staphylococcus aureus (MRSA): burden of disease and control challenges in Europe. *Euro surveillance : bulletin Europeen sur les maladies transmissibles = European communicable disease bulletin, 15*(41), 19688. doi:10.2807/ese.15.41.19688-en

Korczak, D., & Schöffmann, C. (2010). Medizinische Wirksamkeit und Kosteneffektivität von Präventions- und Kontrollmaßnahmen gegen Methicillin-resistente Staphylococcus aureaus (MRSA)-Infektionen im Krankenhaus. doi:10.3205/hta000082L

Livorsi, D. J., Kundu, M. G., Batteiger, B., & Kressel, A. B. (2015). Effect of contact precautions for MRSA on patient satisfaction scores. *J Hosp Infect, 90*(3), 263-266. doi:10.1016/j.jhin.2015.02.007

López-Alcalde, J., Mateos-Mazón, M., Guevara, M., Conterno, L. O., Solà, I., Cabir Nunes, S., & Bonfill Cosp, X. (2015). Gloves, gowns and masks for reducing the transmission of meticillin-resistant Staphylococcus aureus (MRSA) in the hospital setting. *The Cochrane database of systematic reviews, 2015*(7), CD007087-CD007087. doi:10.1002/14651858.CD007087.pub2

Maragakis, L. L., & Jernigan, J. A. (2019). Things We Do For Good Reasons: Contact Precautions for Multidrug-resistant Organisms, Including MRSA and VRE. *J Hosp Med, 14*(3), 194-196. doi:10.12788/jhm.3169

Marra, A. R., Edmond, M. B., Schweizer, M. L., Ryan, G. W., & Diekema, D. J. (2017). Discontinuing contact precautions for multidrug-resistant organisms: A systematic literature review and meta-analysis. *American Journal of Infection Control, 46*(3), 333-340. doi:10.1016/j.ajic.2017.08.031

Martin, E. M., Bryant, B., Grogan, T. R., Rubin, Z. A., Russell, D. L., Elashoff, D., & Uslan, D. Z. (2018). Noninfectious Hospital Adverse Events Decline After Elimination of Contact Precautions for MRSA and VRE. *Infect Control Hosp Epidemiol, 39*(7), 788-796. doi:10.1017/ice.2018.93

Martin, E. M., Russell, D., Rubin, Z., Humphries, R., Grogan, T. R., Elashoff, D., & Uslan, D. Z. (2016). Elimination of Routine Contact Precautions for Endemic Methicillin-Resistant Staphylococcus aureus and Vancomycin-Resistant Enterococcus: A Retrospective Quasi-Experimental Study. *Infection Control & Hospital Epidemiology, 37*(11), 1323-1330. doi:10.1017/ice.2016.156

Martin, W. (2018). Arbeitsmarkt Ärzte: Wettbewerb um qualifizierte Fachärzte verschärft sich. *Deutsches Ärzteblatt(26)*, 2–4. Retrieved from https://cdn.aerzteblatt.de/pdf/115/26/s2.pdf?ts=26%2E06%2E201 8+09%3A27%3A37 Zugriff am 18.02.2020

Meyer, E., Schröder, C., Gastmeier, P., & Geffers, C. (2014). The reduction of nosocomial MRSA infection in Germany: an analysis of data from the Hospital Infection Surveillance System (KISS) between 2007 and 2012. *Deutsches Ärzteblatt International, 111*(19), 331–336. doi:10.3238/arztebl.2014.0331

Morgan, D. J., Murthy, R., Munoz-Price, L. S., Barnden, M., Camins, B. C., Johnston, B. L., . . . Bearman, G. (2015). Reconsidering Contact Precautions for Endemic Methicillin-Resistant Staphylococcus aureus and Vancomycin-Resistant Enterococcus. *Infection Control & Hospital Epidemiology, 36*(10), 1163-1172. doi:10.1017/ice.2015.156

Morgan, D. J., Wenzel, R. P., & Bearman, G. (2017). Contact Precautions for Endemic MRSA and VRE: Time to Retire Legal Mandates. *JAMA, 318*(4), 329-330. doi:10.1001/jama.2017.7419

Panknin, H.-T. (2010). MRSA: Die niederländische "Search and destroy"-Politik. *Die Schwester Der Pfleger, 2010*(7). Retrieved from https://www.bibliomed-pflege.de/zeitschriften/die-schwester-der-pfleger/heftarchiv/ausgabe/artikel/sp-7-2010-palliative-pflege-wie-viel-tod-vertraegt-das-team/31079-mrsa-die-niederlaendische-search-and-destroy-politik/ Zugriff am 22.02.2020

Pfeil, B., Roldan, M. L. M., & Pfeil, M. (2007). Krank im Krankenhaus-Resistente Erreger – eine schleichende Gefahr für Mensch und Gesundheitssysteme. Retrieved from https://www.krankenhaushygiene.de/pdfdata/krank_im_krankenha us2007.pdf Zugriff am 15.01.2020

Pittet, D., Hugonnet, S., Harbarth, S., Mourouga, P., Sauvan, V., Touveneau, S., & Perneger, T. V. (2000). Effectiveness of a hospital-wide programme to improve compliance with hand hygiene. *The Lancet, 356*(9238), 1307–1312. doi:10.1016/s0140-6736(00)02814-2

RKI. (2019). *Häufigkeit, Eigenschaften und Verbreitung von MRSA in Deutschland – Zur Situation 2017/2018*. Retrieved from

Rohr, U. (2014). Maßnahmeplan MRSA für Kliniken in M-V. Retrieved from https://service.mvnet.de/_php/download.php?datei_id=1564114 Zugriff am 06.01.2020

Rüden, H., & Gastmeier, P. (2004). Rollen und Aufgaben der Hygienefachkräfte und des Krankenhaushygienikers unter besonderer Berücksichtigung von Kosten-Nutzen-Aspekten. [Role and responsibilities of infection control practitioners and hospital epidemiologists in the context of cost effectiveness]. *Bundesgesundheitsblatt - Gesundheitsforschung - Gesundheitsschutz, 47*(4), 323–328. doi:10.1007/s00103-004-0813-8

Ruscher, C. (2014). Empfehlungen zur Prävention und Kontrolle von Methicillin-resistenten Staphylococcus aureus-Stämmen (MRSA) in medizinischen und pflegerischen Einrichtungen. *Bundesgesundheitsblatt - Gesundheitsforschung - Gesundheitsschutz, 57*(6), 695-732. doi:10.1007/s00103-014-1980-x

Schuler, F., Lanckohr, C., Pillukat, M. H., Scherf, R., & Mellmann, A. (2019). Hygieneaspekte bei multiresistenten Erregern im OP und auf der Intensivstation. *Gefässchirurgie, 24*(4), 347-358. doi:10.1007/s00772-019-0546-5

Siddiqui, A. H., & Koirala, J. (2020). *StatPearls: Methicillin Resistant Staphylococcus Aureus (MRSA)*. Treasure Island (FL).

Stelfox, H. T., Bates, D. W., & Redelmeier, D. A. (2003). Safety of Patients Isolated for Infection Control. *JAMA, 290*(14), 1899-1905. doi:10.1001/jama.290.14.1899

Stoliaroff-Pépin, A., Arvand, M., & Mielke, M. (2018). Zur Diskussion-Hygienefachpersonal – wann ist der Bedarf gedeckt? *Epidemiologisches Bulletin*(45), 479-486. Retrieved from https://www.rki.de/DE/Content/Infekt/EpidBull/Archiv/2018/Ausgaben/45_18.pdf?__blob=publicationFile Zugriff am 13.12.2020

Straube, E. (2006). Multiresistente Krankheitserreger: Kodierung ist attraktiv. *Deutsches Ärzteblatt, 103*(12), 760–762. Retrieved from https://www.aerzteblatt.de/archiv/50694/Fallpauschalen-Multiresistente-Krankheitserreger Zugriff am 12.11.2020

Teltsch, D. Y., Hanley, J., Loo, V., Goldberg, P., Gursahaney, A., & Buckeridge, D. L. (2011). Infection acquisition following intensive care unit room privatization. *Archives of internal medicine, 171*(1), 32–38. doi:10.1001/archinternmed.2010.469